QUELQUES MOTS

SUR LE

TRAITEMENT DE LA FOLIE,

PRONONCÉS

PAR LE DOCTEUR BREUNE,
Médecin en chef de l'hôpital de Dole et directeur de la maison de santé dite des Capucins, près Dole (Jura),

DEVANT LA SOCIÉTÉ DE MÉDECINE DE BESANÇON.

DOLE,
IMPRIMERIE DE L.-A. PILLOT.

1867.

QUELQUES MOTS

SUR LE

TRAITEMENT DE LA FOLIE,

PRONONCÉS

PAR LE DOCTEUR BREUNE,

Médecin en chef de l'hôpital de Dole et directeur de la maison de santé dite des Capucins, près Dole (Jura),

DEVANT LA SOCIÉTÉ DE MÉDECINE DE BESANÇON.

MESSIEURS ET HONORÉS CONFRÈRES,

Avant toutes les discussions qui ont eu lieu, depuis quelque temps, à l'occasion des asiles destinés aux aliénés; avant les critiques souvent injustes, mais toujours passionnées, dont ils sont l'objet, ainsi que la loi du 30 juin 1838, qui, à mon avis, est loin de les mériter; avant que des *maniacophiles*, peut-être convaincus, mais certainement abusés, n'aient prétendu que c'est un crime de lèse-humanité de priver un fou de sa liberté en le plaçant dans une maison spéciale; avant ce regrettable étalage de sympathies bruyantes pour des misères que souvent on ne s'est pas donné la peine d'étudier; avant toute cette polémique, qui nuit à ceux qu'elle prétend servir, puisqu'elle jette le doute dans l'esprit des familles et les empêche, trop souvent, de prendre, à temps utile, la mesure la plus avantageuse à leurs malades, je veux dire leur internement; avant tout ce bruit, Ferrus, un de mes maîtres, inspecteur général des asiles d'aliénés, m'a répété souvent que *le meilleur élément pour le traitement et la guérison de la folie était une maison bien organisée.*

Je suis persuadé, MESSIEURS, que toutes les théories émises depuis deux ans sur la question de l'aliénation mentale et son mode de traitement, n'auraient pas modifié l'opinion de l'illustre mort que je viens de nommer, car cette opinion était chez lui le résultat d'une longue pratique, qui lui avait dévoilé les besoins et les véritables intérêts des aliénés, et la meilleure méthode pour y pourvoir; sa vaste intelligence, sa haute expérience, la sûreté de son jugement, ses études spéciales et sa position officielle, n'avaient fait que rendre sa conviction plus profonde.

Il n'est pas le seul, du reste, à penser ainsi; Parchappe, si subitement enlevé à la science, MM. Falret, Baillarger, Brière de Boismont, Constant, Lunier, etc., etc., tous les hommes spéciaux, je crois, apprécient les motifs et la valeur des faits tout au moins mal étudiés que l'on rapporte et des arguments spécieux que l'on produit contre les asiles, et ils restent convaincus de l'opportunité toujours, et de la nécessité souvent, d'isoler les fous; ils savent que c'est le meilleur moyen de les traiter, de les guérir, de les rendre plus heureux, et de prévenir les dangers auxquels la société et eux-mêmes sont exposés, quand ils peuvent en liberté suivre leurs impulsions maladives.

Puisque je veux vous dire quelques mots sur le traitement de la folie, et que la maison où sont placés les aliénés, constitue, de l'avis général des hommes compétents, l'élément principal de ce traitement, je dois commencer par vous faire connaître quelles sont les conditions de site, d'hygiène, d'étendue et de distribution intérieure qui me paraissent le mieux convenir pour un tel établissement.

L'intérieur d'une ville est peu convenable, car l'isolement et le calme doivent être recherchés ; on choisira donc, pour une maison de santé, un site assez loin de la ville pour en éviter les inconvénients, assez près pour pouvoir s'y rendre facilement, s'y procurer toutes les choses et les divers ouvriers dont on a journellement besoin, et jouir de tous les avantages qu'elle offre. L'établissement sera assis sur un plateau à sous-sol perméable, légèrement incliné au sud-ouest, et d'où l'on découvre de vastes horizons et de riantes campagnes. Le voisinage d'une forêt donne un ton plus grave au paysage, contribue puissamment à la salubrité de l'air, et permet des excursions aussi agréables qu'utiles aux malades. De vastes bâtiments et de beaux enclos présenteront la distribution et les dispositions reconnues par la science comme les plus propres à concourir à la guérison et au bien-être des aliénés. Ainsi le quartier des hommes sera complètement séparé de celui des dames par des murs et des cours spacieuses emplantées d'arbres; ainsi dans chacune de ces divisions seront établies des subdivisions qui auront leurs logements, leurs cours et leurs jardins particuliers, en sorte que les malades soient classés selon le genre de leur maladie, leur état de calme ou d'agitation, de propreté ou de malpropreté. Il est avantageux que, à quelques exceptions près, chaque pensionnaire ait sa chambre particulière, meublée plus ou moins confortablement, selon ses habitudes, mais toujours bien aérée, bien éclairée, d'une propreté irréprochable, et d'où l'on découvre un délicieux panorama. Une salle de billard et des salons serviront de lieu de réunion pour les conversations, la lecture et les jeux divers; un terrain, dont l'étendue sera en rapport avec le nombre des aliénés, confinera aux murs d'enclos de l'établissement, pour permettre une exploitation agricole, aussi utile à certains malades que les travaux horticoles auxquels ils se livrent avec plaisir dans les jardins et les bosquets intérieurs; enfin, la maison sera pourvue en tout temps et abondamment d'eau de bonne qualité (1).

Les avantages que présentent toutes ces dispositions sont trop évidents pour que, m'adressant à des médecins aussi expérimentés que vous, Messieurs, je m'attache à les faire ressortir plus longuement, en entrant dans de plus grands détails à cet égard. Je passe donc immédiatement à ce qui concerne le personnel, dont la composition et l'organisation sont d'une extrême importance pour que les malades reçoivent tous les soins qui leur sont dus, avec les égards qu'exige leur triste position.

Le service médical doit être incessant : pour cela, il faut, même dans un établissement peu populeux, un médecin adjoint, docteur en médecine, qui y réside, supplée le médecin en chef en cas d'absence ou d'empêchement, et participe à la surveillance générale. Dans les établissements privés, le directeur est habituellement secondé par plusieurs personnes de sa famille, aussi dévouées que lui-même aux malheureux qui lui sont confiés, aussi désireuses du succès ; elles lui prêtent leur actif et permanent concours, et c'est là une condition très-précieuse, car avec ces collaborateurs intelligents et intéressés, on est assuré de pouvoir exercer sur les employés la surveillance nécessaire pour les tenir constamment en éveil, prévenir leurs brusqueries, provoquer leurs procédés convenables à l'égard des malades, enfin assurer l'exécution des prescriptions médicales, l'ordre et la bonne tenue de la maison.

Il faut apporter néanmoins de très-grandes précautions dans le choix des surveillants ; avant de les admettre, on prend des renseignements sur leurs antécédents, on s'assure qu'ils sont doux, patients, susceptibles d'acquérir les qualités propres aux fonctions qu'on leur destine, et quand on les trouve intelligents, dociles, et surtout dévoués aux malheureux aliénés, on doit chercher à se les attacher, à les fixer à la maison par de

(1). Ceci est la description fidèle de la Maison de santé des Capucins.

bons procédés à leur égard et l'augmentation graduelle de leurs gages. C'est ainsi que l'on parvient à en conserver indéfiniment quelques-uns; leur exemple stimule les moins anciens et forme plus rapidement les nouveaux, en sorte que le service se fait toujours d'une manière plus convenable. Le nombre des gardiens varie avec celui des malades; il est moyennement d'un gardien pour sept aliénés, sans compter les domestiques particuliers de certains malades riches.

Maintenant que je vous ai fait connaître comment je comprends l'établissement et le personnel d'une maison destinée aux aliénés, je vais vous parler des moyens qu'on doit employer pour le traitement et le bien-être des malades. On peut les diviser en trois parties : 1° moyens généraux ; 2° moyens spéciaux; 3° moyens pharmaceutiques. Mais aujourd'hui je vous entretiendrai seulement des moyens généraux et des deux moyens spéciaux qui me paraissent les plus efficaces : je veux dire les bains prolongés avec affusion froide sur la tête, et le traitement *familial*, me réservant de vous donner plus tard mon appréciation sur les autres moyens de traitement employés pour combattre la folie.

Moyens généraux.

A l'entrée d'un malade dans l'établissement, on recueille sur ses antécédents et les débuts de sa maladie, tous les renseignements que peuvent fournir les parents et le médecin qui l'a traité d'abord; on interroge l'aliéné lui-même, on l'étudie dans son attitude, dans ses paroles et dans ses actes, puis on le place dans la subdivision qui paraît le mieux convenir au genre de son délire. Si on a à faire à un agité, un insubordonné, un furieux, on l'enferme immédiatement dans une chambre d'un bâtiment isolé. Cette chambre est disposée de manière que le malade ne puisse ni briser, ni démolir, ni se blesser lui-même ou ceux qui sont obligés d'entrer près de lui. Quand il s'aperçoit, ce qui arrive assez promptement, qu'on ne tient pas compte de ses ordres impérieux, que ses cris et ses menaces n'émeuvent personne, que ses efforts pour sortir sont impuissants, il rentre peu à peu en lui-même et se calme. Ce qui concourt aussi à faire obtenir plus vite ce résultat, c'est qu'un gardien est chargé de surveiller l'aliéné, de l'inviter au calme, à la soumission, et de lui répéter souvent: *Vous ne sortirez et n'obtiendrez ce que vous demandez qu'après être resté calme un instant et avoir fait la promesse d'obéir au docteur;* aussitôt qu'il paraît tenir compte de ces invitations réitérées, on le laisse sortir et se promener en liberté dans une cour. Cette récompense immédiate d'un premier effort produit habituellement un bon effet, et le malade se la rappellera à l'occasion. Il est rare, malgré les avis et les encouragements qu'on lui donne, qu'un agité puisse longtemps tenir la promesse qu'il a faite, de se contenir et de rester calme; les impulsions maladives dominent bientôt la volonté et se traduisent de nouveau par des actes désordonnés; alors on le réintègre dans sa chambre, et quelquefois on est obligé de lui mettre la camisole; ce moyen, malgré les critiques systématiques dont il a été l'objet, est souvent d'un grand secours pour empêcher le malade de déchirer ses vêtements, de briser, de se blesser et le ramener au calme; mais il faut en user avec opportunité et une sage réserve.

Ce système consiste donc à récompenser immédiatement, par un peu de liberté ou par des objets désirés, tous les efforts que fait un aliéné pour se dominer ou obéir, et de punir, par la réclusion momentanée ou la camisole, les cris, les menaces, les actes dangereux, quand ils se prolongent malgré les conseils. On arrive ainsi, quelquefois, à donner assez promptement au malade l'habitude de se contraindre et d'obéir. C'est alors qu'on le fait passer dans une autre catégorie.

Le classement des aliénés se fait de manière à séparer les individus dont les idées se heurtent et dont les actes sont des causes d'excitation mutuelle, et à réunir, au contraire, ceux qui, par leurs convictions délirantes manifestées, peuvent réagir favorablement les uns sur les autres; mais cela n'est pas toujours facile; le classement ne peut être d'ailleurs que temporaire, il doit varier selon l'état du malade; ainsi un même aliéné, selon son état de calme ou d'agitation, peut dans la même journée faire successivement partie de différentes catégories; du reste, ces catégories ne doivent pas être aussi multipliées qu'on le pensait autrefois, surtout dans les établissements privés, où le nombre des malades est habituellement assez restreint, où chaque individu a sa chambre particulière et peut être l'objet d'une surveillance plus stricte. Et puis, un établissement d'aliénés doit, autant que possible, présenter l'aspect d'une maison bourgeoise, et le grand nombre des sections lui fait perdre cet aspect si désirable; d'ailleurs il est à remarquer que nos pensionnaires aiment en toutes choses à se rapprocher du régime de la vie commune.

Dans les enclos ou dans des locaux spacieux et disposés pour éviter tout accident, on laisse les malades, sous la surveillance de gardiens attentifs, satisfaire, en liberté, le besoin impérieux qu'ils éprouvent de courir, de crier, de gesticuler, etc. Ces exercices violents, en plein air, usent l'excitabilité maladive sans danger pour l'aliéné ni pour autrui, et sont assez promptement suivis de calme. Si on contraint ces mêmes malades, si on restreint trop l'espace dans lequel ils se meuvent, leurs cris redoublent, leur agitation augmente, leurs idées et leurs mouvements deviennent de plus en plus désordonnés, et leur fureur arrive à son plus haut degré; c'est pour ces motifs qu'il faut laisser à chaque pensionnaire une liberté d'action qui n'a de limite que les actes nuisibles à lui-même, aux autres ou à l'ordre de l'établissement. Soyez bien persuadés, MESSIEURS, que cette liberté restreinte, réfléchie, scientifique, vaut mille fois mieux pour les fous que la liberté illimitée, désordonnée, extravagante, qu'ils prendraient, soit dans leurs familles, soit au milieu du monde.

Le médecin et ses auxiliaires doivent s'appliquer, avec la plus persistante recherche, à découvrir les souffrances, les besoins, les désirs, que les aliénés n'expriment pas toujours et qui cependant, trop souvent, sont les causes méconnues de leur agitation et de leur fureur; se montrer sympathiques à toutes leurs douleurs, empressés à satisfaire tous leurs besoins légitimes, avoir recours aux moyens les plus efficaces pour faire diversion à leurs conceptions délirantes, à leurs hallucinations; et ces moyens, ils les trouveront, suivant les cas, dans les travaux manuels, dans les lectures appropriées, dans la musique, les conversations, les jeux divers, les réunions, les excursions en dehors de l'établissement, et enfin quelquefois dans les consolations de la religion; il faut que ces différents moyens se succèdent, de manière que le malade soit très-rarement livré à lui-même. Pour combattre les convictions erronées, les projets extravagants, on emploie tantôt le raisonnement, tantôt la raillerie, tantôt un mot suggéré par la circonstance; on parle avec bienveillance ou fermeté; pour tous on se montre compatissant et juste, et à chacun on s'efforce de procurer tout le bien-être moral et matériel possible; mais il ne faut pas se décourager si on n'obtient pas promptement les bons effets désirés; dans les maisons de santé, plus qu'ailleurs, la persistance et la variété dans les moyens sont indispensables au succès.

Tous ces éléments pénètrent les malades à leur insu, et leur font comprendre, ne fût-ce qu'instinctivement, qu'ils sont entourés de dévouement, d'égards, et qu'ils inspirent de la sympathie. Je ne dis pas que tous les aliénés se montrent reconnaissants de cette sollicitude constante: depuis longtemps je suis fixé sur ce point; mais je dis que cette manière d'agir avec eux use leur résistance, provoque leur confiance, les rend plus calmes, plus heureux, et souvent commence la guérison ou l'achève.

Voilà, Messieurs, énumérés rapidement et sans détails, les moyens généraux par lesquels on obtient, dans les établissements d'aliénés, cet ordre, ce calme, cet aspect de vie de famille, qui excitent la surprise des personnes qui viennent les visiter.

Après ces moyens généraux, dont l'action est permanente sur les malades, viennent les moyens spéciaux, qui n'agissent que temporairement, varient selon la maladie et se modifient selon l'individu. Au premier rang je place les bains prolongés avec affusion froide sur la tête, quand il s'agit surtout d'une des formes aiguës de la folie, quand l'éréthisme nerveux est formidable, ou l'agitation incoërcible.

Bains prolongés.

Pour faire prendre les bains, on cherche d'abord à convaincre le malade qu'un bain lui est nécessaire et qu'il lui fera grand bien; on y parvient habituellement; alors il se place de lui-même dans la baignoire; quelquefois cependant l'aliéné prétend qu'il se porte très-bien, qu'un bain lui est inutile, ou que ce n'est pas là le remède qui lui convient. Alors on prend le ton de l'autorité, et le bain est ordonné; si cela ne suffit pas, on passe à la menace; si elle reste sans effet, après avoir été assez longtemps prolongée, on appelle un grand nombre de gardiens qui entourent le malade et à qui on donne l'ordre de le déshabiller et de le mettre de force dans le bain, s'il ne le fait lui-même de bonne volonté et promptement. Les aliénés sont poltrons en général; le ton du commandement leur impose, comme à la plupart des hommes, du reste; un déploiement de force les intimide; aussi est-il très-rare qu'on soit obligé de faire exécuter la menace. Cependant certains malades, les paralytiques généraux surtout, se croient doués d'une force extraordinaire qui les rend capables de culbuter plusieurs milliers d'hommes; dans ce cas la lutte est inévitable, mais elle a lieu rapidement et sans danger pour personne: seulement le vaincu a perdu de sa confiance en sa force, et, en circonstance analogue, il obéira ou résistera moins.

Une fois le malade dans le bain, je l'y maintiens tout le temps nécessaire pour faire tomber l'éréthisme nerveux et calmer l'agitation; ce résultat n'arrive guère avant douze heures et peut se faire attendre pendant plus de quarante-huit; dans un certain cas, j'ai même laissé un malade dans l'eau pendant trois jours. Aussi longtemps que dure le bain, on entretient fraîche la tête du baigneur, au moyen d'un filet continu d'eau froide, tombant sur le crâne nu ou recouvert de compresses. Mais certains aliénés ont la sensibilité si exaltée, que ce filet d'eau leur fait éprouver une douleur intolérable; dans ce cas on le supprime, et on place sur la tête des compresses fréquemment trempées dans l'eau froide.

La température du bain doit être généralement au-dessous de 33° centigrades, car il est avantageux que le malade la trouve basse et qu'il éprouve un léger frisson en entrant dans son bain. Cependant on s'exposerait aux plus regrettables résultats si on se laissait guider par l'appréciation des aliénés. Chez eux les sensations ne se trouvent que rarement à l'état normal; souvent elles sont exaltées ou diminuées, perverties ou anéanties. Il faut donc bien se garder d'élever ou d'abaisser la température du bain au gré des malades; l'un accuserait du froid dans de l'eau à 40°; l'autre ressentirait une chaleur insupportable à 10°, d'où il résulterait des accidents faciles à comprendre.

Pendant toute la durée du bain, un gardien reste constamment près du malade; il lui parle, le rassure, le console, lui répète les conseils du médecin, et lui donne, s'il y a lieu, les boissons, les aliments et les médicaments prescrits; il maintient l'eau à la température voulue, entretient la fraîcheur sur la tête par l'un des moyens indiqués; il rend compte au docteur de tout ce qui survient, et celui-ci pourvoit à toutes les éventualités. L'intervalle qui sépare les bains, leur nombre, leur durée, varient beaucoup selon les cas; il est rare cependant qu'on soit obligé de donner plus de quinze bains, et que leur durée moyenne dépasse dix-huit heures.

Les baignoires doivent être vastes, résistantes, rendues fixes par le plancher dans lequel elles sont encastrées, et munies d'un couvercle qui se place facilement et qui maintient la tête hors de l'eau, tout en laissant libres les mouvements du corps et des membres; deux robinets les alimentent: celui d'eau froide est placé à deux mètres au-dessus de la tête du baigneur et sert, au besoin, à donner des douches; celui d'eau chaude est caché et ne s'ouvre qu'avec une clé; il laisse arriver l'eau par un grand nombre de petits trous, dont la paroi intérieure correspondante de la baignoire est percée, ce qui permet de réchauffer le bain sans risque de brûler le malade.

Toutes ces précautions peuvent paraître excessives; mais l'expérience a prouvé que, dans toutes les circonstances, on ne saurait en avoir de trop minutieuses avec les aliénés. Ainsi, relativement aux bains, la présence incessante d'un gardien est indispensable, car, en son absence, un malade peut être saisi de terreur et d'agitation plus fortes; dans ces mouvements désordonnés il peut se blesser, déranger la baignoire, sortir du bain et se livrer aux actes les plus regrettables. Sans un couvercle solidement fixé, on ne parviendra à maintenir dans le bain, malgré les efforts de plusieurs personnes, qui ont le grave inconvénient d'exciter les aliénés, ni le maniaque poussé par un besoin continuel de locomotion, ni le lypemaniaque qui voudra fuir des ennemis imaginaires, ni l'halluciné à qui une voix ordonnera de sortir du bain, etc., etc.

Administrés avec les soins que je viens d'indiquer, les bains prolongés avec affusions froides constituent le mode de traitement le plus efficace, quand surtout, je le répète, il s'agit des formes aiguës de la folie. Je ne connais pas de sédatif plus puissant et plus prompt de l'agitation maniaque; le malade dont les mouvements sont les plus désordonnés, dont la loquacité est la plus intarissable, chez qui les sensations et les idées se succèdent avec le plus de délire, ce malade se calme graduellement dans le bain et finit par y trouver un sommeil dont il était privé depuis longtemps.

Ces bains produisent, en outre, une fatigue qui rend les malades plus dociles, et ceux qui refusent le plus obstinément les boissons et la nourriture, sont plus facilement contraints à les prendre dans le bain. La fatigue dont je parle ne doit inspirer aucune crainte; elle disparaît rapidement et ne laisse pas après elle de traces de débilité, différant en cela de celle qui suit les émissions sanguines, dont, pour cette cause et pour d'autres encore, on ne doit user qu'avec une extrême réserve pour le traitement de la folie. Dans ma pratique, j'en restreins l'emploi aux cas aigus, quand la pléthore n'est pas seulement apparente, mais réelle, et que les indications ne laissent aucun doute.

Traitement familial.

Le traitement *familial* est d'une application moins générale que les bains; il convient surtout aux monomanes tristes, suicides ou homicides, bien qu'il produise aussi de bons effets sur les maniaques, les déments, les demi-idiots, les paralytiques généraux, etc. Il consiste à admettre certains malades dans l'intérieur de la famille du directeur, à les rendre témoins de tout ce qui s'y fait, des visites que l'on reçoit, des occupations habituelles, des affaires que l'on traite, etc.

Cette variété de conversation, de personnes, d'objets nouveaux, a une influence heureuse sur leur esprit avec le temps. Cette pression morale de tous les instants finit par ébranler leurs convictions délirantes et par les ramener aux réalités de la vie; mais elle ne peut s'exercer que par la vie intime avec les aliénés, car ce n'est qu'en vivant habituellement avec eux qu'il est possible d'étudier toutes leurs idées, leurs impulsions délirantes, leurs hallucinations, leurs souffrances, leur caractère, de saisir les occasions favorables pour les raisonner, les encourager, les soutenir, et employer à temps utile la plaisanterie, les réprimandes, la douceur ou la fermeté.

En suivant ainsi pendant longtemps la succession, l'association et la divergence des idées chez les aliénés, il est difficile d'admettre la localisation de nos facultés intellectuelles, comme le font les phrénologues. Pour moi, la vie intime avec les malades m'a donné la conviction que toutes les parties de notre cerveau concourent à son fonctionnement général, qu'elles sont solidaires les unes des autres, et que les exemples du trouble d'une seule faculté, les autres restant intactes, ne sont que des abstractions ou des faits systématiquement observés.

Mais pour vivre constamment avec les aliénés, il faut une grande fermeté, un fond inépuisable de bienveillance, et la conviction que, comme les enfants, ils agissent d'après les impulsions vives et variables que ne peut ni dominer ni diriger leur faible volonté, et que le meilleur moyen de leur être utile est de les soutenir, de les diriger, de les encourager, et d'agir à leur égard comme la mère agit avec son enfant capricieux, injuste, et quelquefois cruel; mais on doit avoir une patience à toute épreuve pour entendre, pendant des heures, des journées entières, les mêmes plaintes, les mêmes demandes, pour voir répéter automatiquement les mêmes actes, les mêmes gestes. On ne sait pas, quand on n'a pas vécu avec les aliénés, de quel profond dévouement on doit être doué pour rester calme et toujours bienveillant près de malades qui font des observations désagréables, des réflexions blessantes, qui vous disent des mots piquants, qui vous accablent quelquefois d'injures grossières, et qui assaisonnent tout cela d'hypocrisie, de mensonges, de médisances, de calomnies auxquelles il n'est pas rare de voir les parents ajouter foi.

Vous le voyez, Messieurs, on retrouve chez les aliénés les mêmes passions, les mêmes vices, les mêmes qualités, les mêmes faiblesses que chez les autres hommes. Pour remplir la mission du traitement familial, dit M. Brière de Boismont, la femme religieuse, la mère de famille surtout, est plus heureusement douée que l'homme, car elle a dans le cœur des cordes qui ne peuvent vibrer que chez elle.

Ce traitement n'est pas applicable à tous les malades; quelques-uns n'acceptent pas cette vie commune; ils sont jaloux des attentions dont ils ne sont pas l'objet; la joie de leurs commensaux les rend plus tristes ; d'autres s'irritent des égards qu'on a pour eux, des consolations qu'on cherche à leur donner ; chez d'autres, les bons procédés provoquent l'ingratitude. C'est parmi ces derniers qu'on en rencontre qui, rentrés incomplètement guéris dans leur famille, décrient la maison où ils ont été traités avec le plus d'égards, et, sous l'influence de leurs impressions erronées, de leurs fausses appréciations des faits, ils restent les ennemis du médecin qui leur a prodigué les soins les plus affectueux; ils cherchent tous les moyens de prouver aux autres qu'ils n'ont jamais été aliénés et que leur séquestration n'avait pour cause que la cupidité ou la jalousie excitée par leurs mérites; les faits qu'ils racontent, les interprétations qu'ils leur donnent, paraissent si vrais, si naturels, que beaucoup de personnes y ajoutent une foi entière, jusqu'au moment où elles s'aperçoivent, par les actes dont elles sont témoins, qu'elles ont été trompées par un malade dont les sensations sont en délire. C'est ce qui est arrivé bien des fois à ma connaissance, et c'est le cas d'un jeune homme que quelques-uns de vous connaissent, et dont je ne serais pas étonné que l'exemple fût cité au Sénat comme preuve de l'insuffisance de la loi de 1838, pour empêcher les séquestrations arbitraires sous prétexte de folie.

Mais revenons au traitement *familial*. L'époque où l'on doit le commencer est très-variable ; il convient d'attendre le moment où on est parvenu à rendre les malades plus calmes par l'emploi d'autres moyens. Ceux qu'on a été obligé d'isoler, de maintenir dans des bains pendant de longues heures, de priver de l'usage de leurs mains par l'emploi de la camisole, ceux-là apprécieront mieux la différence des deux systèmes, et la comparaison les forcera à comprendre la nécessité où l'on s'est trouvé d'employer des mesures rigoureuses à leur égard, et les disposera à faire des efforts pour les éviter.

On pourrait croire que ce traitement peut être suivi dans la famille, et même avec plus de succès que dans une maison de santé ; ce serait là une erreur provenant d'un défaut de pratique. En effet, c'est dans la famille que se trouvent les causes déterminantes d'un grand nombre de folies, et il est nécessaire de soustraire le malade à ces causes. Dans la famille, l'aliéné ne subit pas de pression morale ; il agit et pense en liberté, et ne fait pas d'efforts pour se contraindre ou résister à ses impulsions maladives; ses idées ne sont pas modifiées par des personnes, des objets, des actes nouveaux pour lui. Dans la famille, le médecin ne peut pas habituellement prendre sur son malade l'ascendant moral nécessaire; il ne peut pas ordonner avec une autorité suffisante; ses prescriptions sont souvent, par faiblesse ou fausse interprétation, écartées par les parents, ou mal exécutées par des auxiliaires inhabiles et inexpérimentés; d'ailleurs, les symptômes sont quelquefois si graves, on a à redouter des accidents si terribles, si imminents, que les parents sont, malgré eux, obligés de se séparer de leurs malades, et s'ils persistent à les garder, ils les exposent à devenir rapidement incurables.

J'aurais à vous citer plusieurs exemples de guérisons obtenues, surtout chez des femmes, par le seul traitement *familial*, mais je craindrais d'abuser de votre patience, et de ne pas laisser assez de temps à d'autres confrères qui doivent nous communiquer des travaux très-intéressants. J'espère toutefois pouvoir vous entretenir plus tard des autres moyens employés dans le traitement de la folie.

DOLE, IMPRIMERIE DE L.-A. FILLOT.

www.ingramcontent.com/pod-product-compliance
Ingram Content Group UK Ltd.
Pitfield, Milton Keynes, MK11 3LW, UK
UKHW020553230726
13925UKWH00006B/2564

9 782013 463843